집중력 훈련　　　　　　　　　　　　　　　　　　　년　월　일　요일

다른 그림 찾기

두 그림의 다른 부분 5곳을 찾아 동그라미 해보세요.

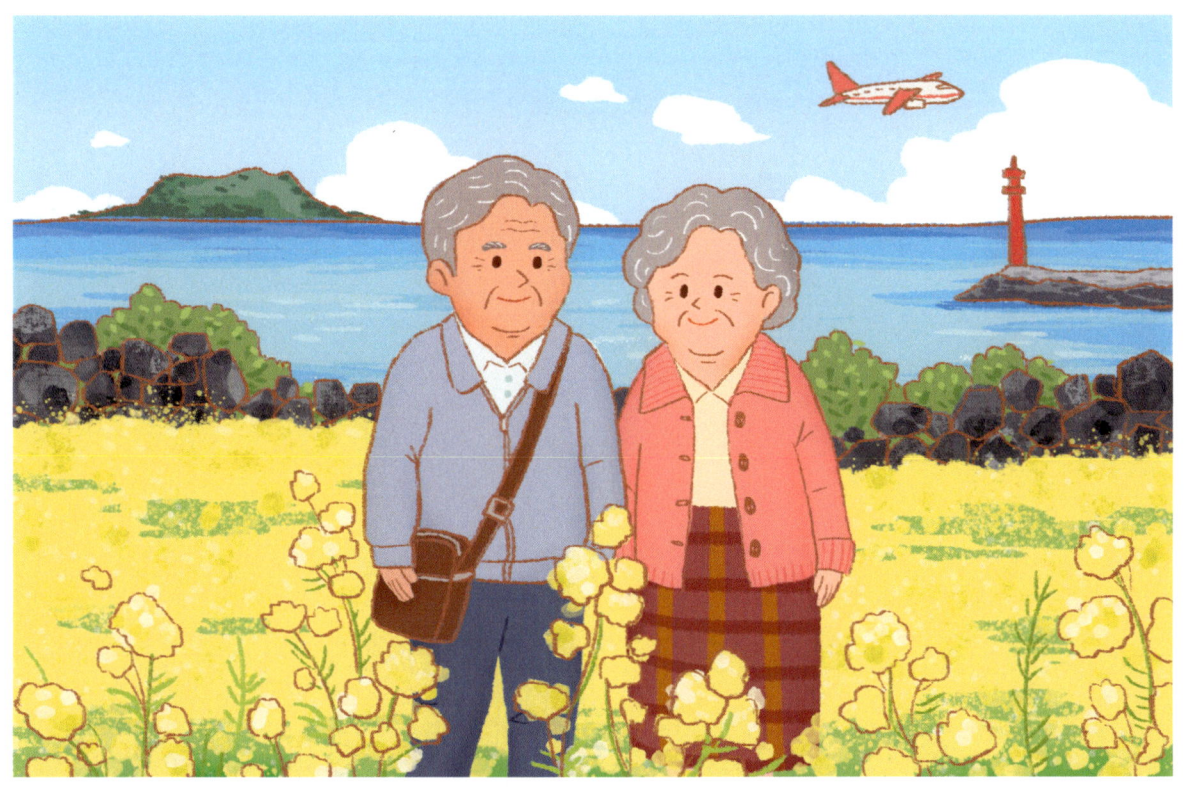

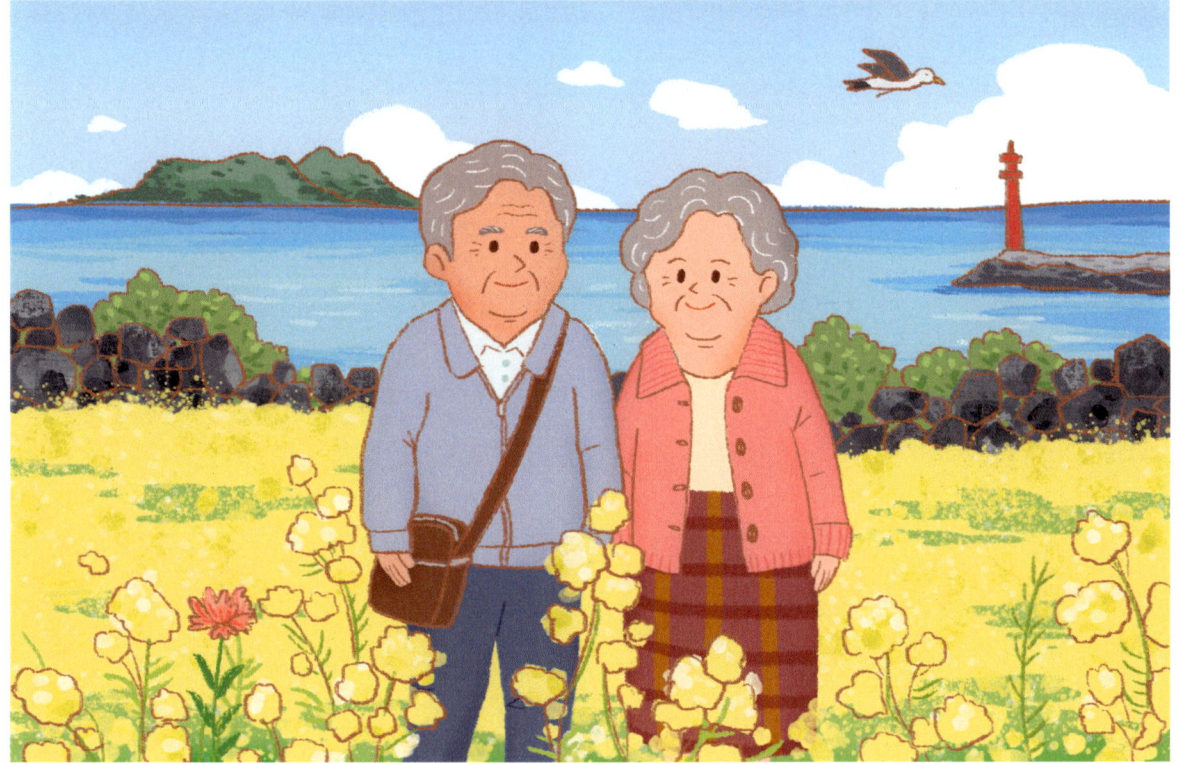

현실감각 훈련   년 월 일 요일

시간, 날씨, 계절

현재 시간에 맞게 시곗바늘을 그리고, 몇 시인지 써보세요.

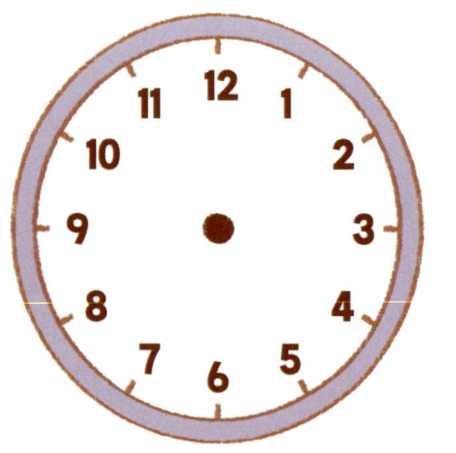

___시 ___분

오늘의 날씨와 가장 비슷한 그림을 찾아보세요.

  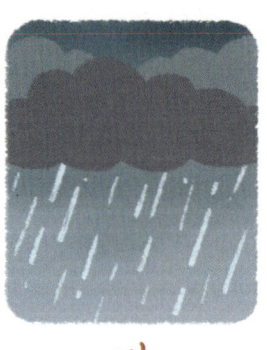 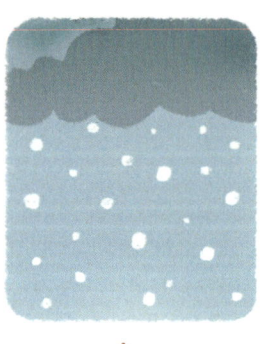

맑음　　　흐림　　　비　　　눈

지금은 어떤 계절인가요?

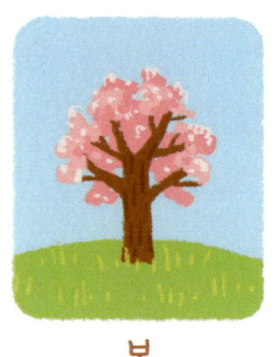 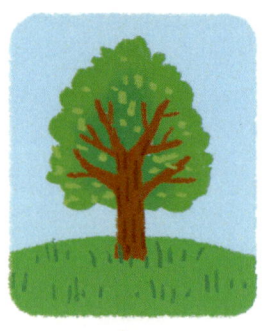 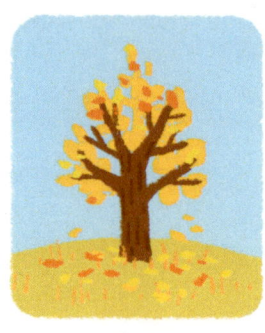 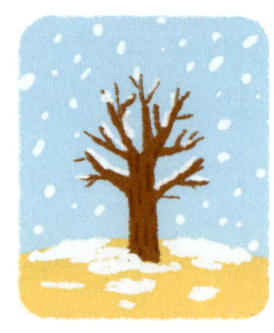

봄　　　여름　　　가을　　　겨울

똑같이 그리기

왼쪽 그림을 보고 오른쪽에 똑같이 따라 그려 보세요.

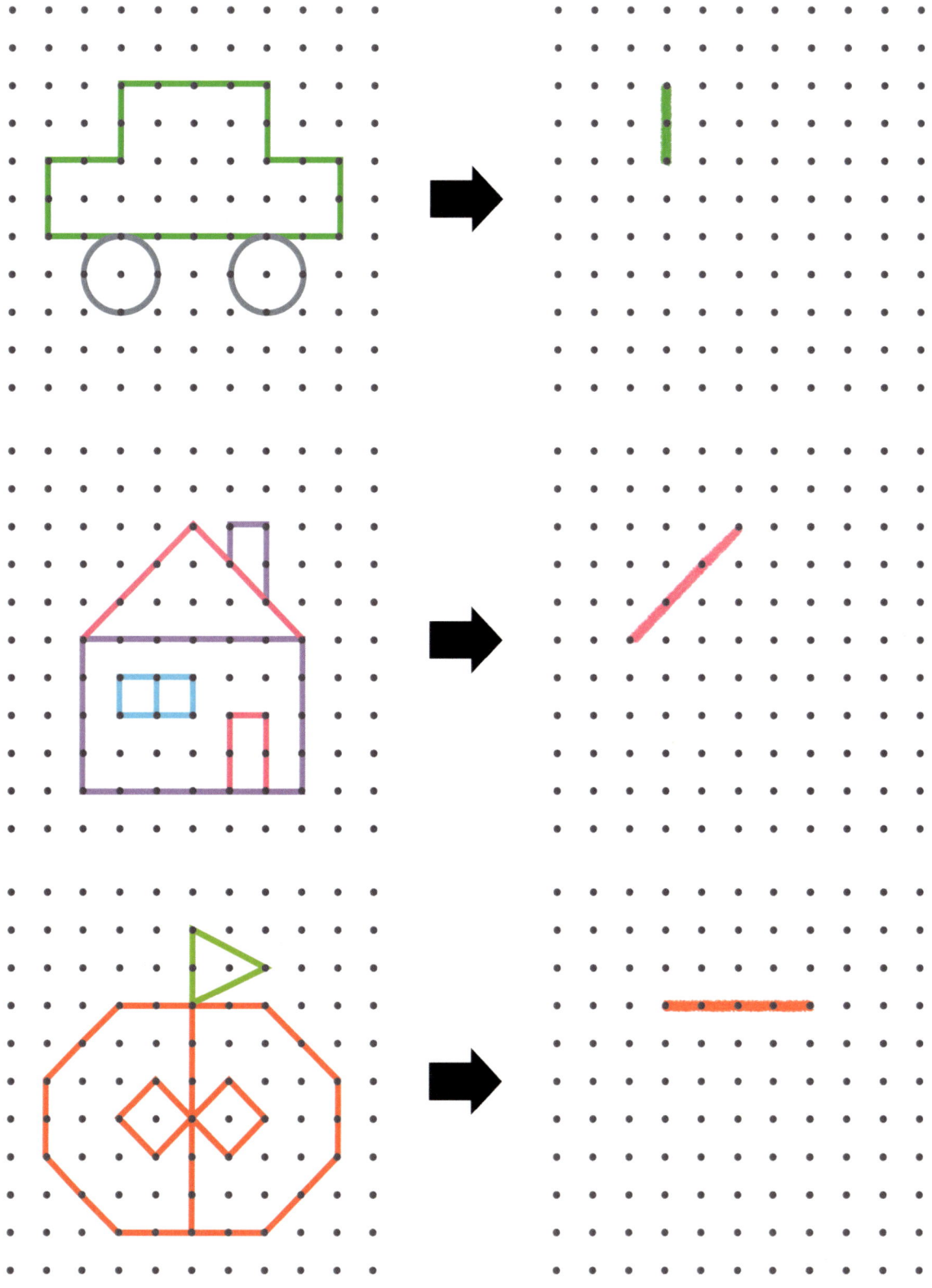

쓰임이 같은 물건

쓰임이 같은 물건을 찾아 선으로 연결해 보세요.

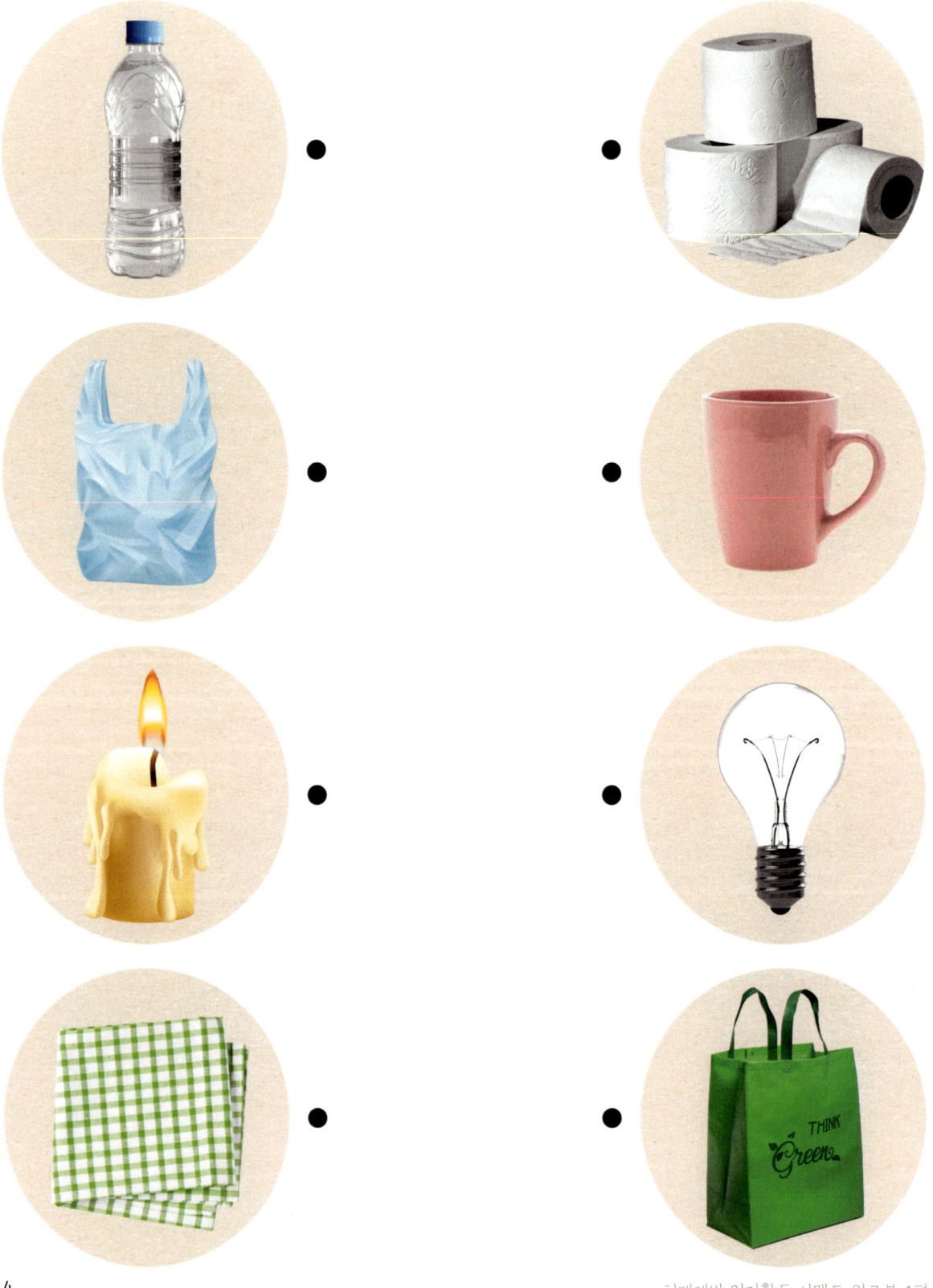

그림 완성하기

마름모 모양을 이용해 자유롭게 그림을 완성해 보세요.

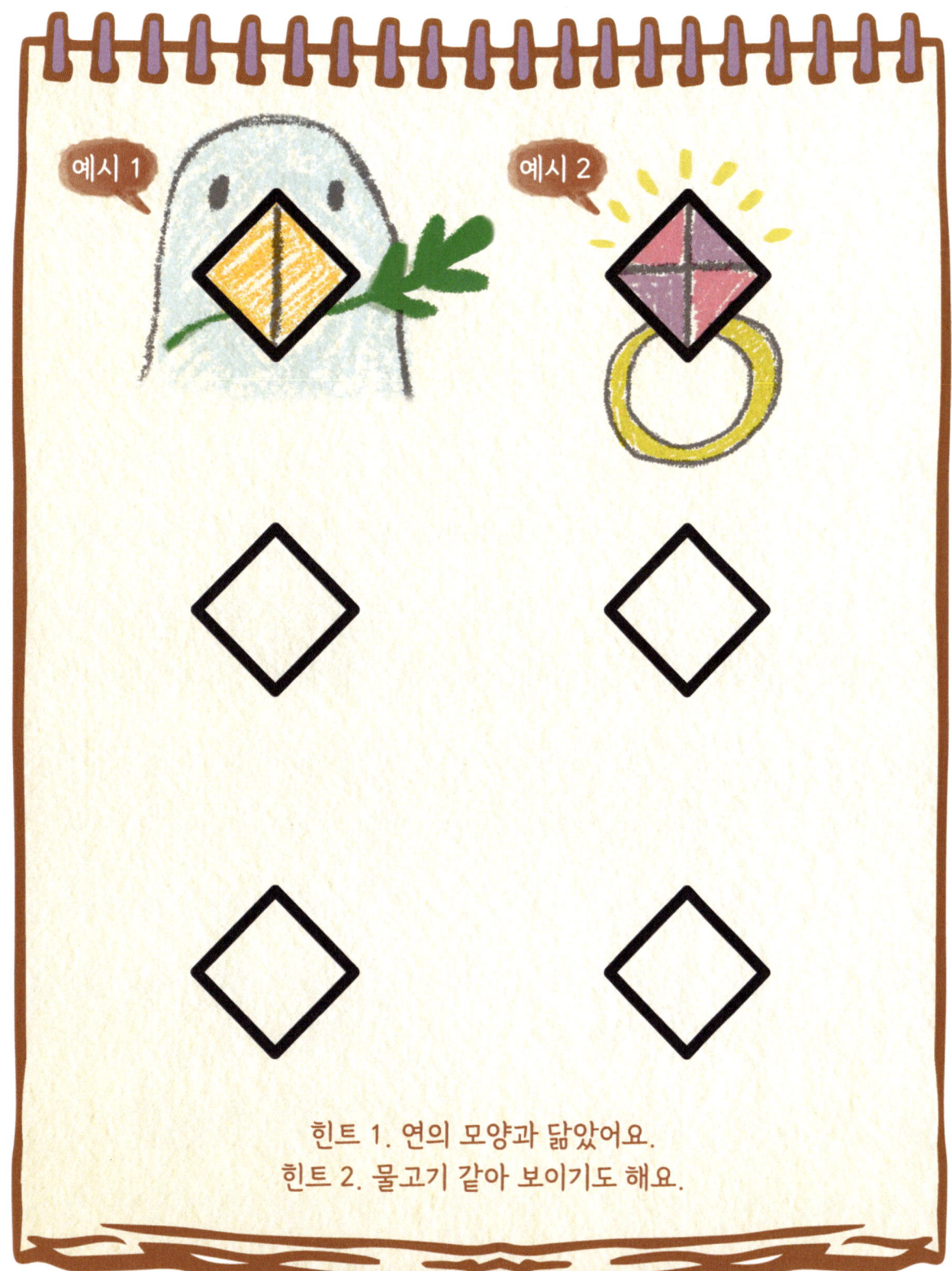

힌트 1. 연의 모양과 닮았어요.
힌트 2. 물고기 같아 보이기도 해요.

교통수단의 이름

빈칸에 알맞은 글자를 써넣어, 교통수단의 이름을 완성해 보세요.

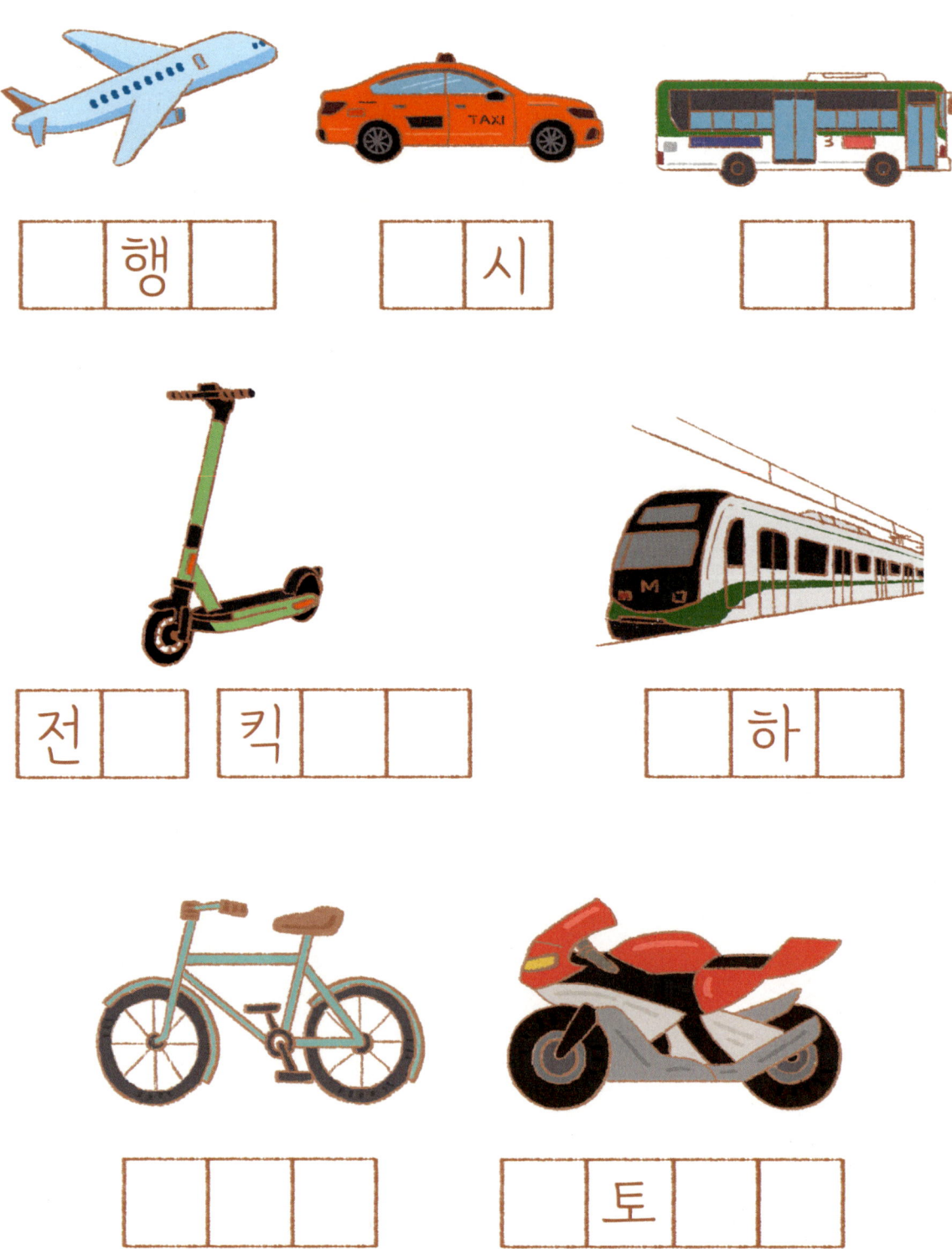

기억력 훈련   년   월   일   요일

장 보러 가기 1

사야 할 물건을 잘 기억하고, 다음 장으로 넘어가세요.

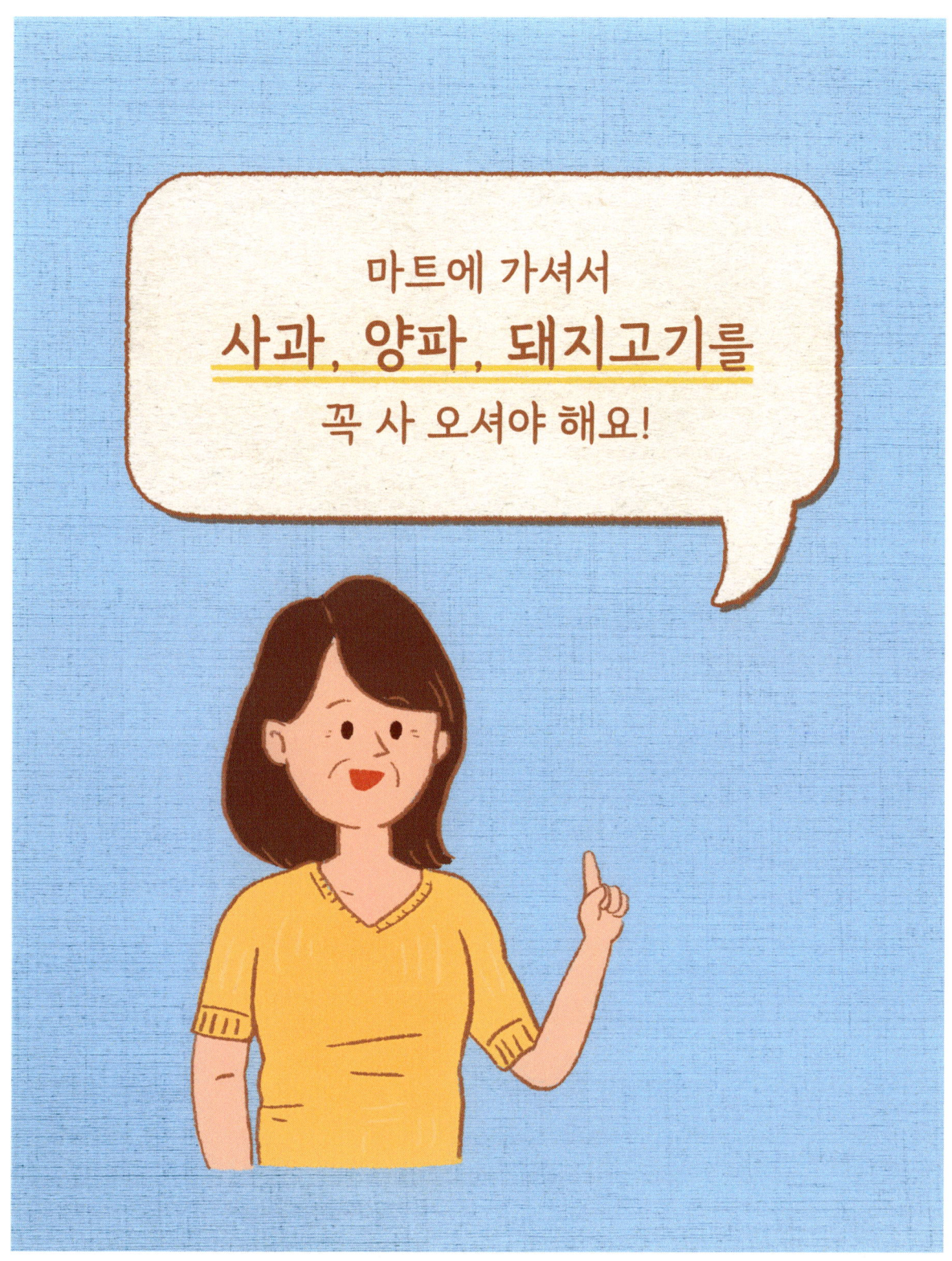

기억력 훈련

장 보러 가기 2

앞 장을 잘 기억해 보고, 사야 할 것들을 모두 찾아 선으로 연결해 보세요.

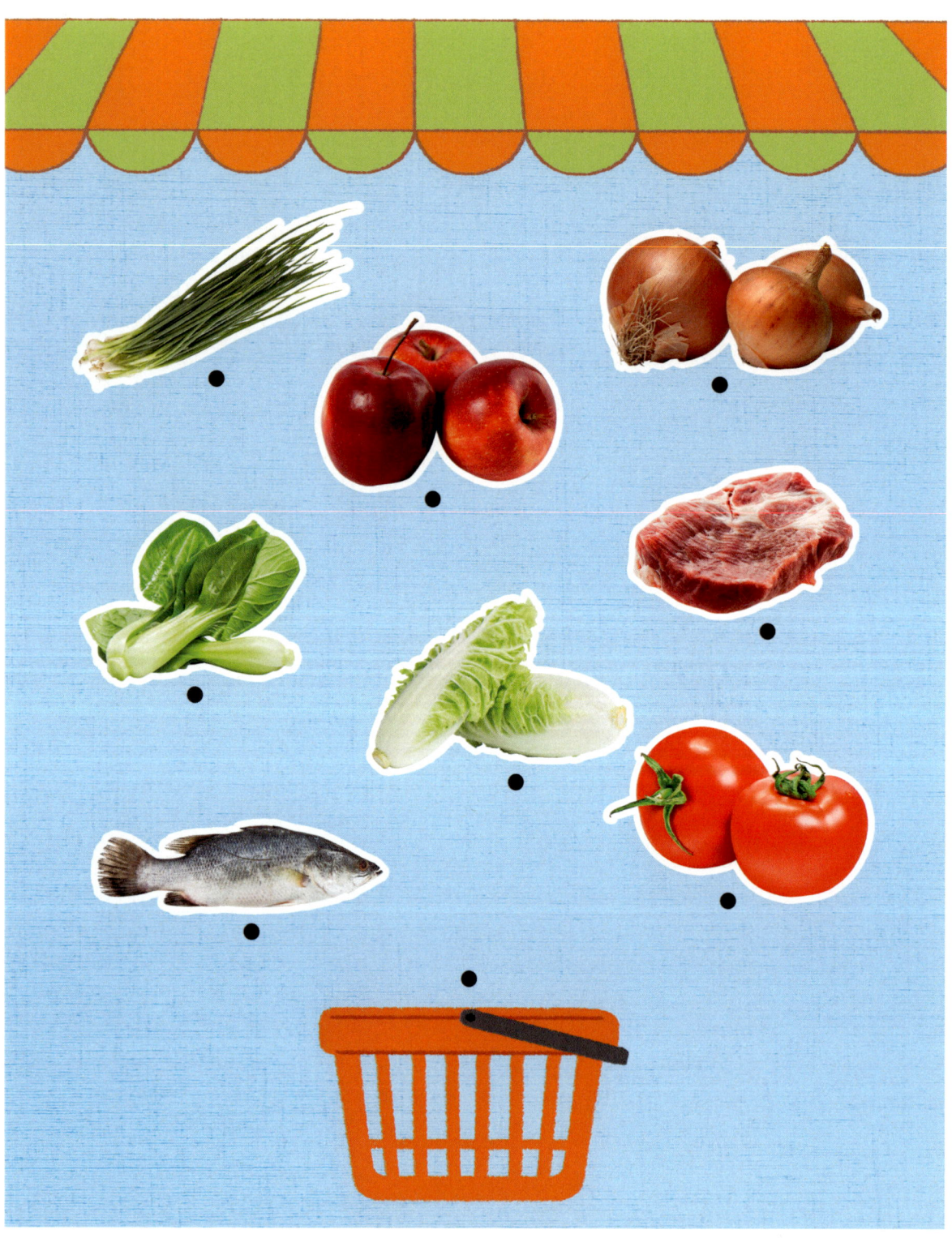

선물 고르기

손자, 손녀의 선물을 사려고 해요. 결제할 총 금액은 얼마인가요?

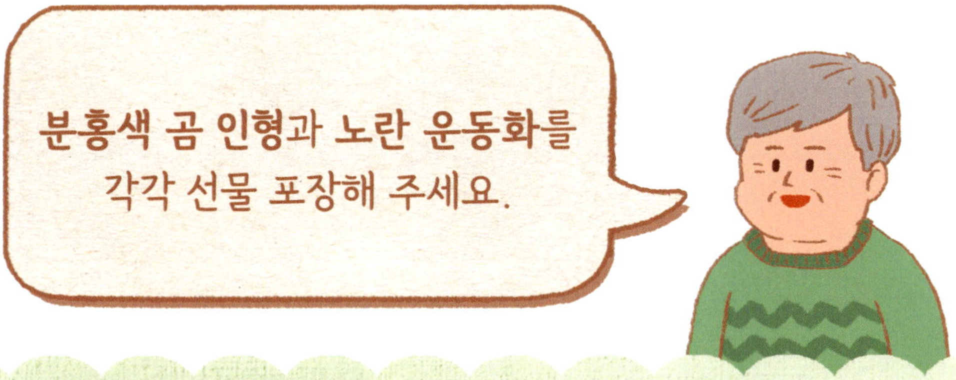

분홍색 곰 인형과 노란 운동화를 각각 선물 포장해 주세요.

선물 포장비 3,000원

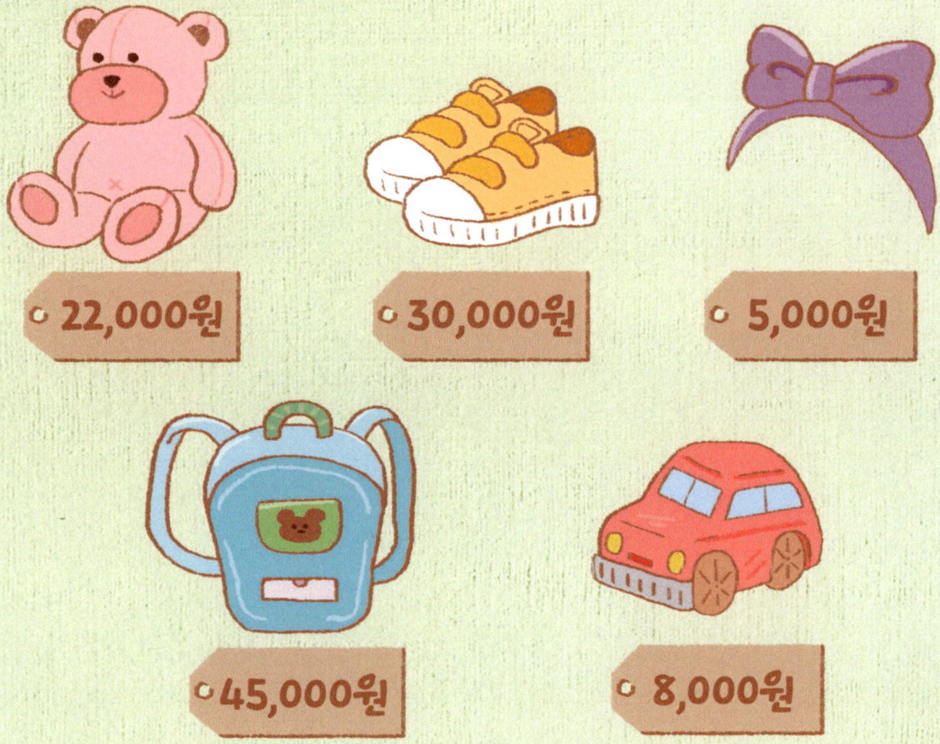

22,000원

30,000원

5,000원

45,000원

8,000원

총 금액은 _____ 원입니다.

집중력 훈련

같은 색깔과 단어 찾기

색깔과 단어가 일치하는 퍼즐을 모두 찾아 동그라미 해보세요.

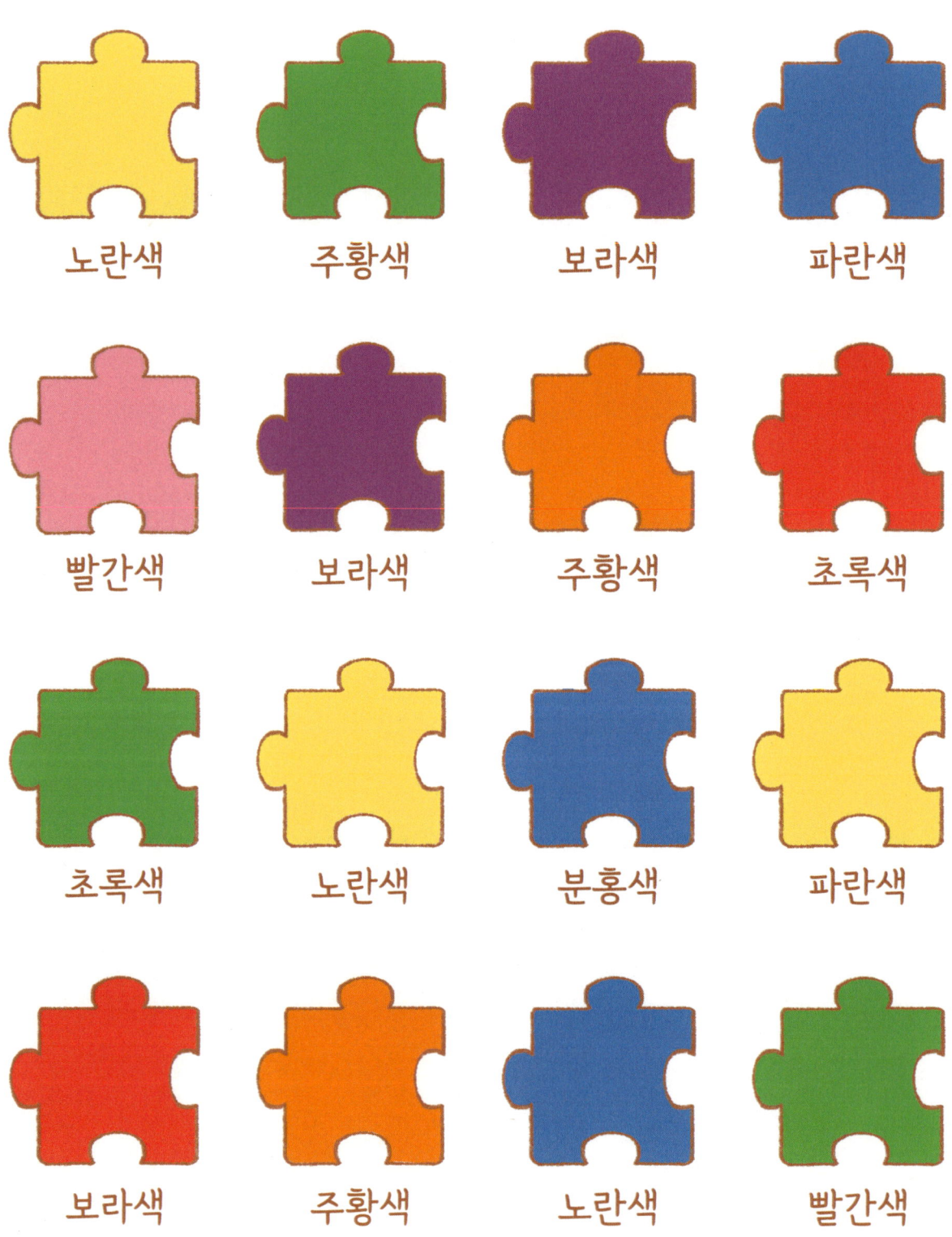

현실감각 훈련   년   월   일   요일

자기소개

나에 대한 정보를 적어보세요.

나의 이름을 적어보세요.

_____

생년월일을 적어보세요.

_____년 _____월 _____일

집 주소를 적어보세요.

_____

_____

_____

사고력 훈련

운동과 어울리는 도구

운동과 어울리는 도구를 찾아 선으로 연결해 보세요.

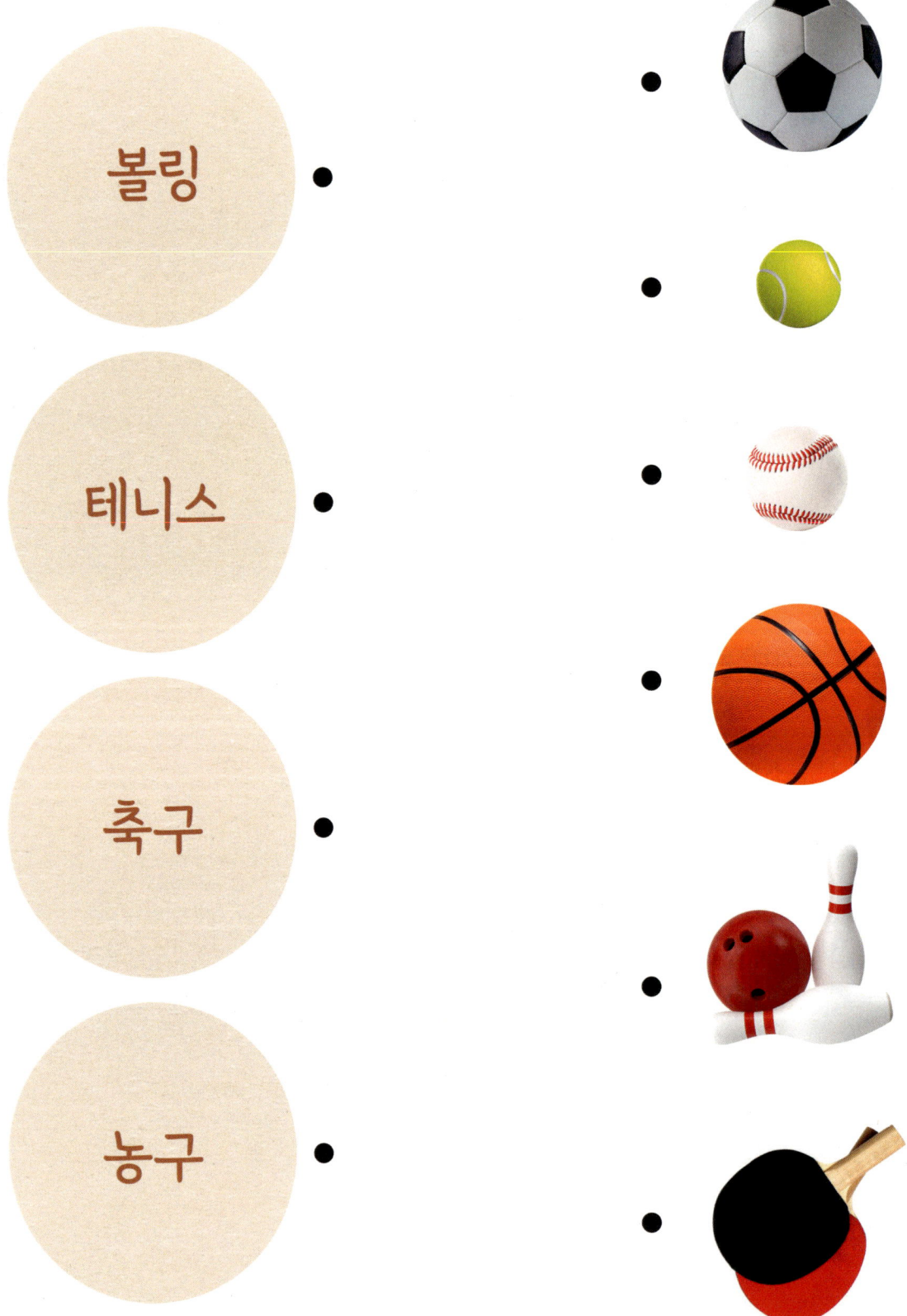

집중력 훈련　　　　　　　　　　　　　　　　　년　월　일　요일

명절 보내기

아래 그림에서 〈보기〉의 단어를 찾아보세요.

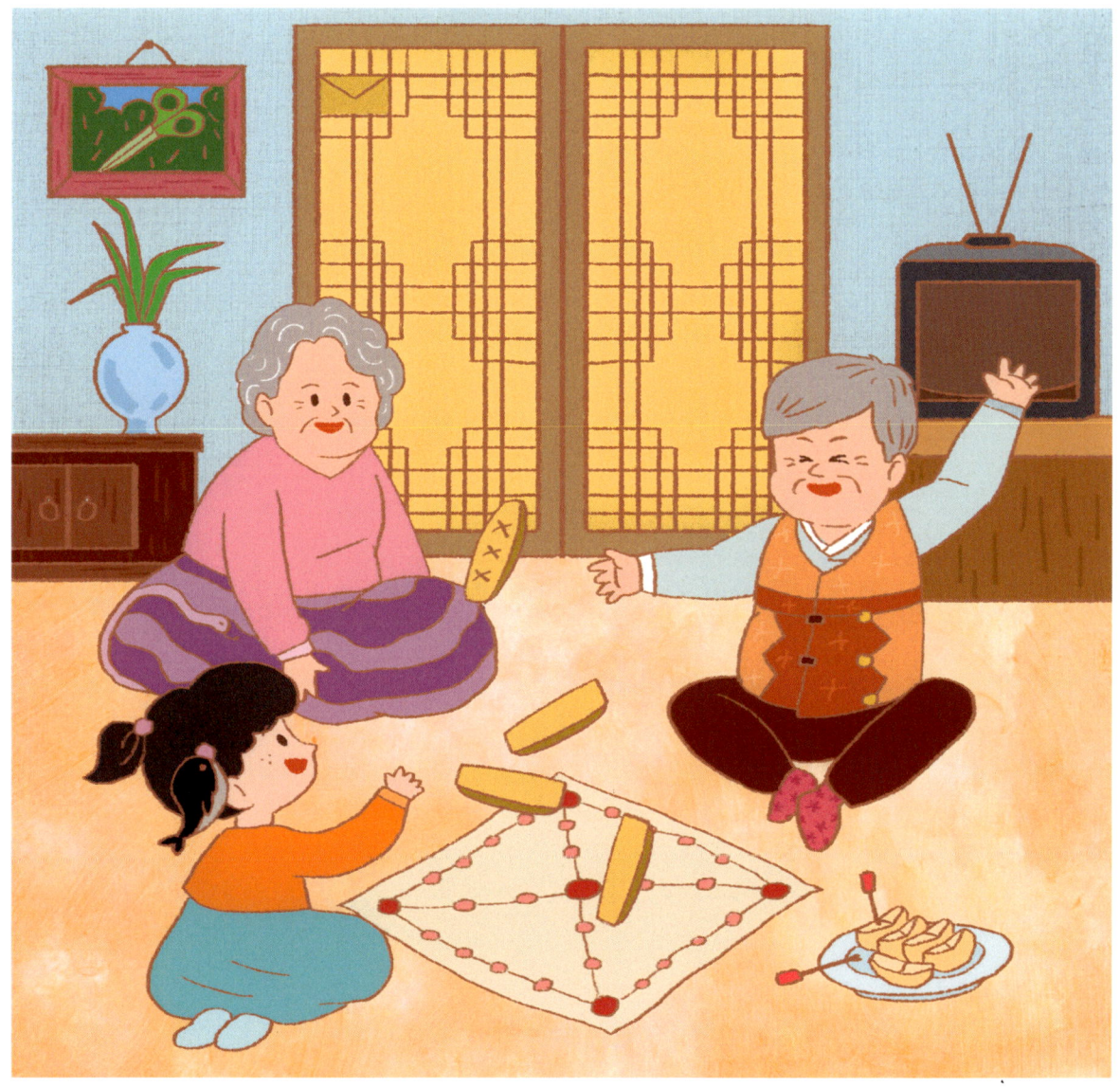

〈보기〉

편지 봉투, 뱀, 고래, 왕관, 가위

단어 만들기

<보기>에 있는 글자를 조합하여 2음절 단어를 5개 만들어 보세요.

<보기>

반 복
행
분
무 지
나
과 일 사
동 분 복
기 랑 물

<예시>

| 행 | 복 |

계산력 훈련

같은 금액 연결하기

같은 금액을 찾아 선으로 연결해 보세요.

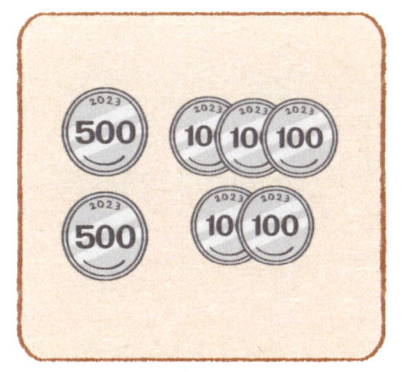

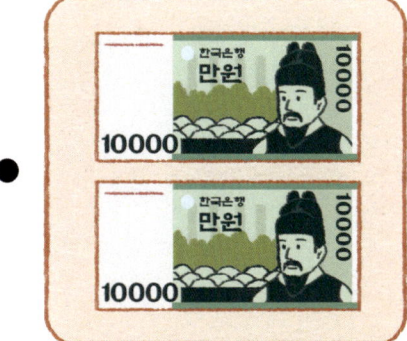

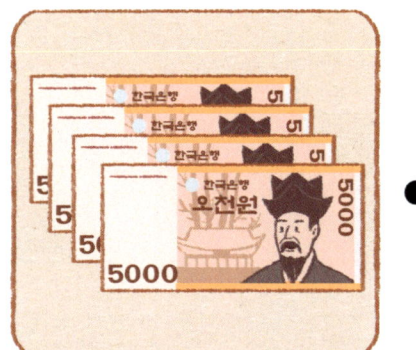

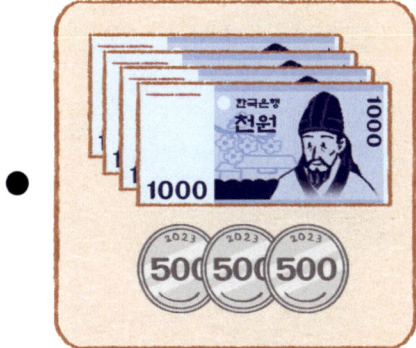

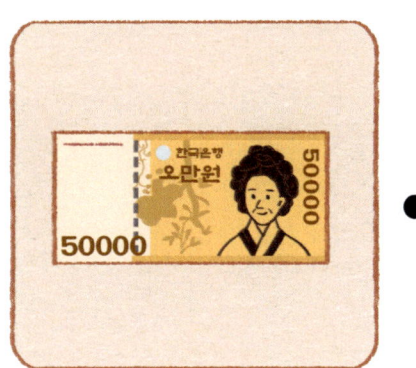

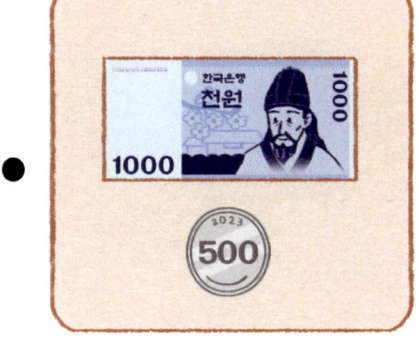

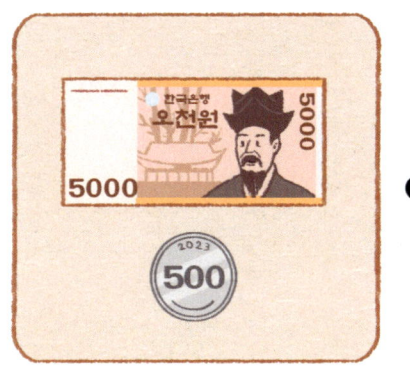

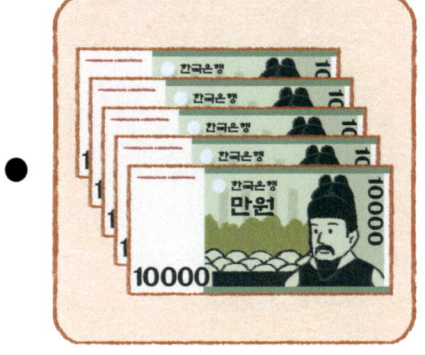

현실감각 훈련

오늘 먹은 밥

오늘은 무엇을 먹었나요? 아래에 써보세요.

오늘 먹은 음식에 들어간 재료를 모두 찾아 동그라미 해보세요.

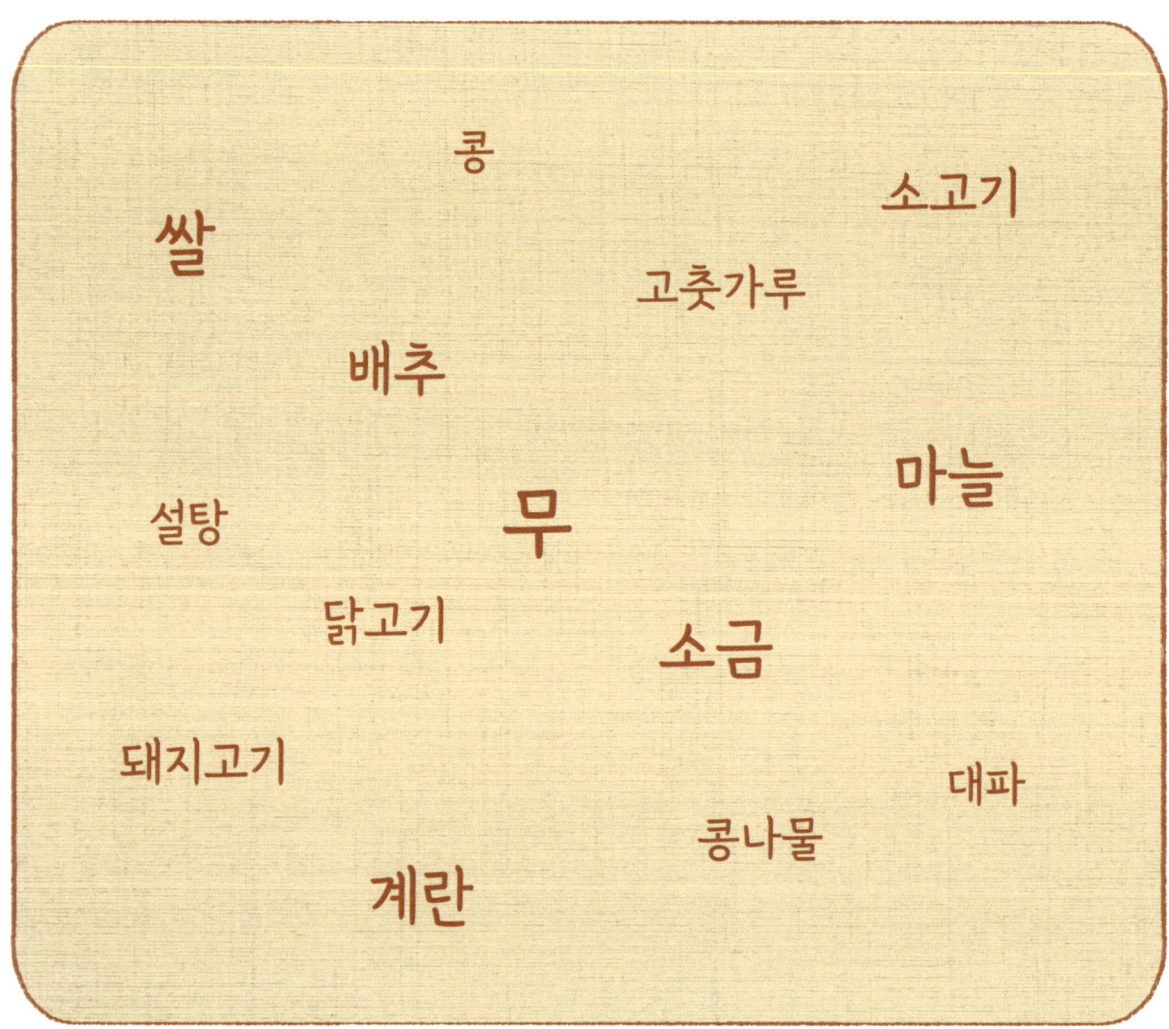

내가 가장 좋아하는 음식을 적어보세요.

기억력 훈련

목적지로 가는 방법 1

가야 할 곳을 잘 기억하고, 다음 장으로 넘어가세요.

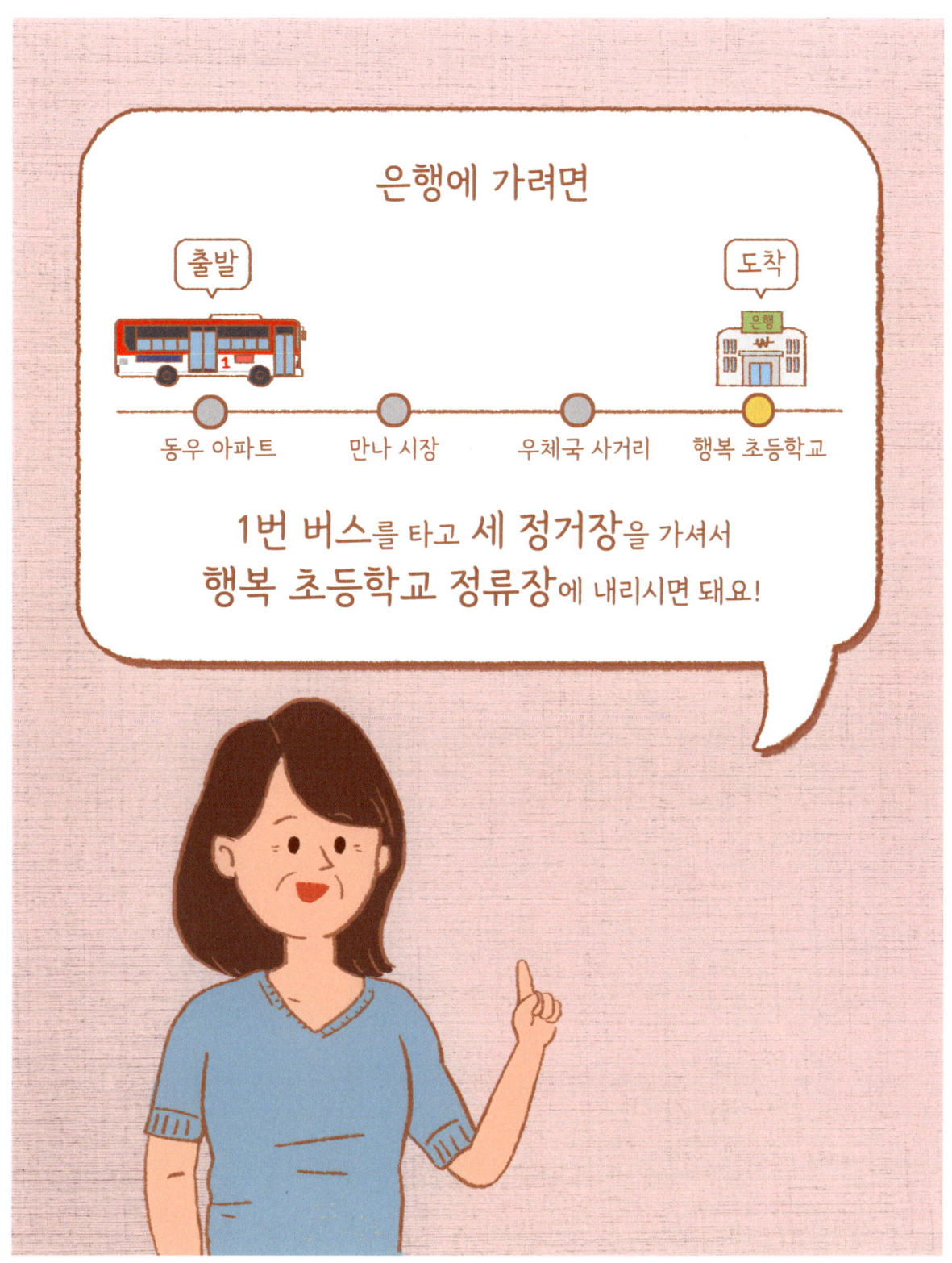

기억력 훈련

목적지로 가는 방법 2

앞 장을 잘 기억해 보고, 아래 질문에 답해보세요.

가려고 하는 목적지는 어디인가요?

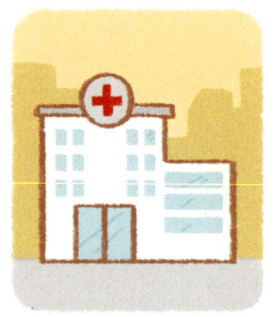 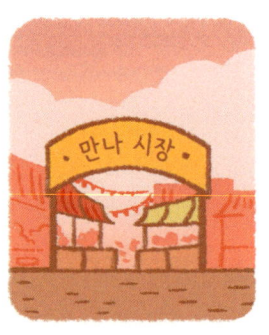 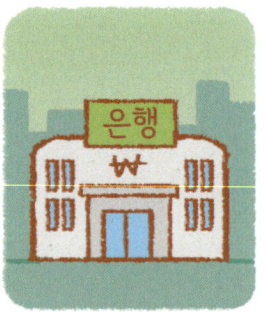 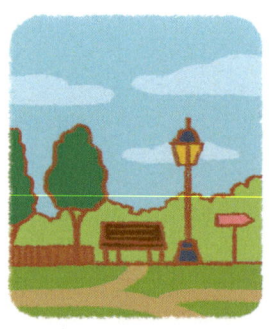

병원　　　　시장　　　　은행　　　　공원

목적지에 가려면 어떤 대중교통을 이용해야 하나요?

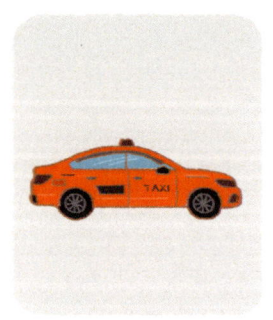 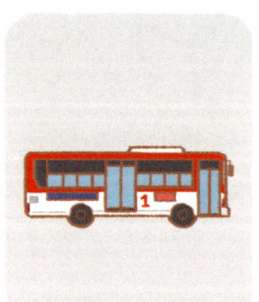 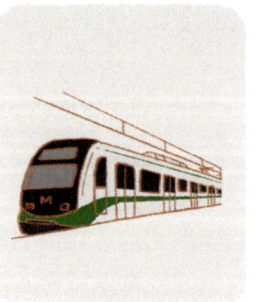 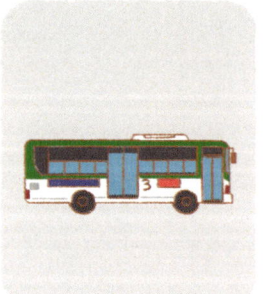

택시　　　1번 버스　　지하철　　3번 버스

위에서 선택한 대중교통을 타고 어떤 정류장에 내려야 하나요?

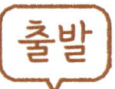 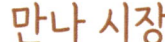 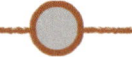 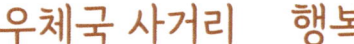 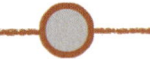

만나 시장　　우체국 사거리　　행복 초등학교

사고력 훈련   년   월   일   요일

시간 순서 찾기

아래 그림을 보고 시간 순서에 맞게 숫자를 써보세요.

- 식물의 성장

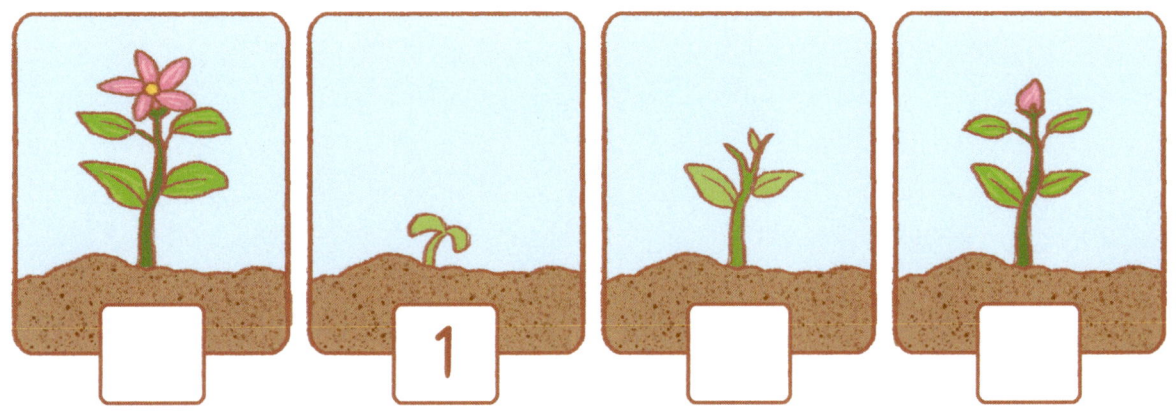

- 나의 하루

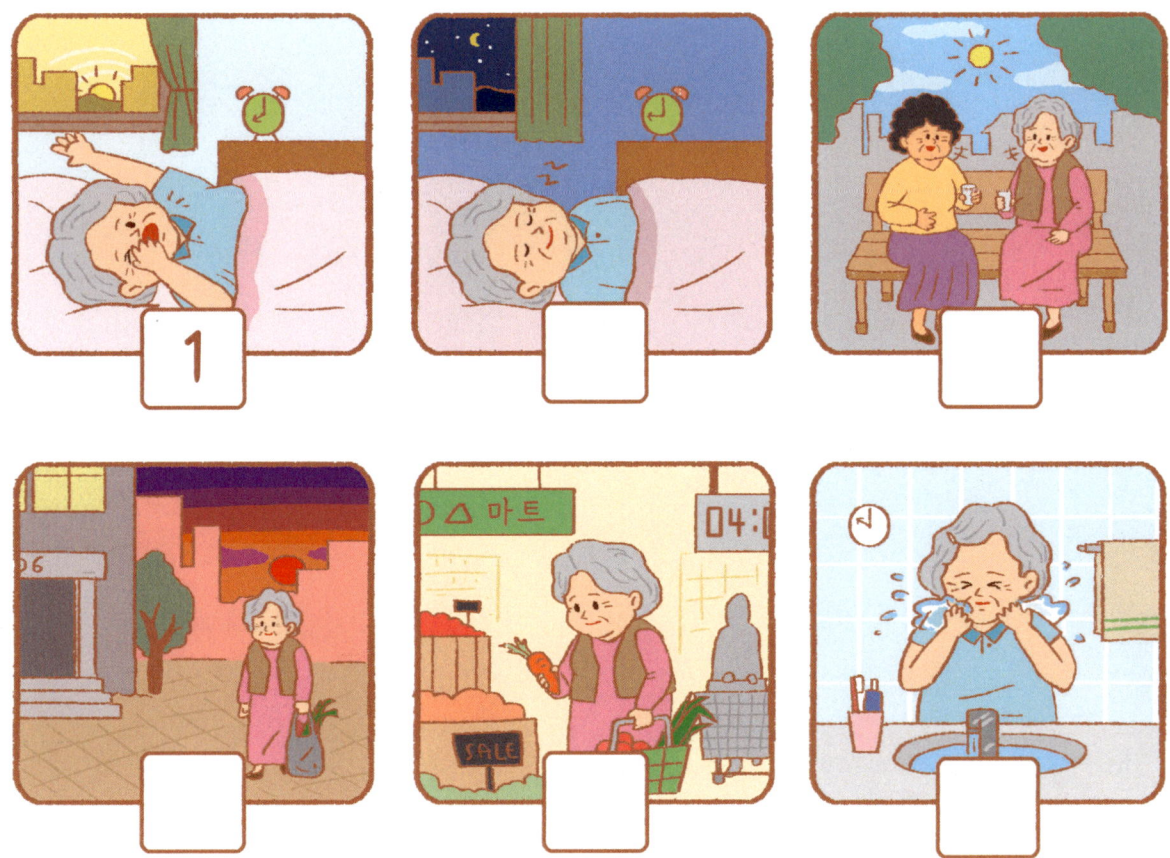

튼튼한 동아줄

남매가 무사히 달아날 수 있도록, 튼튼한 동아줄을 골라보세요.

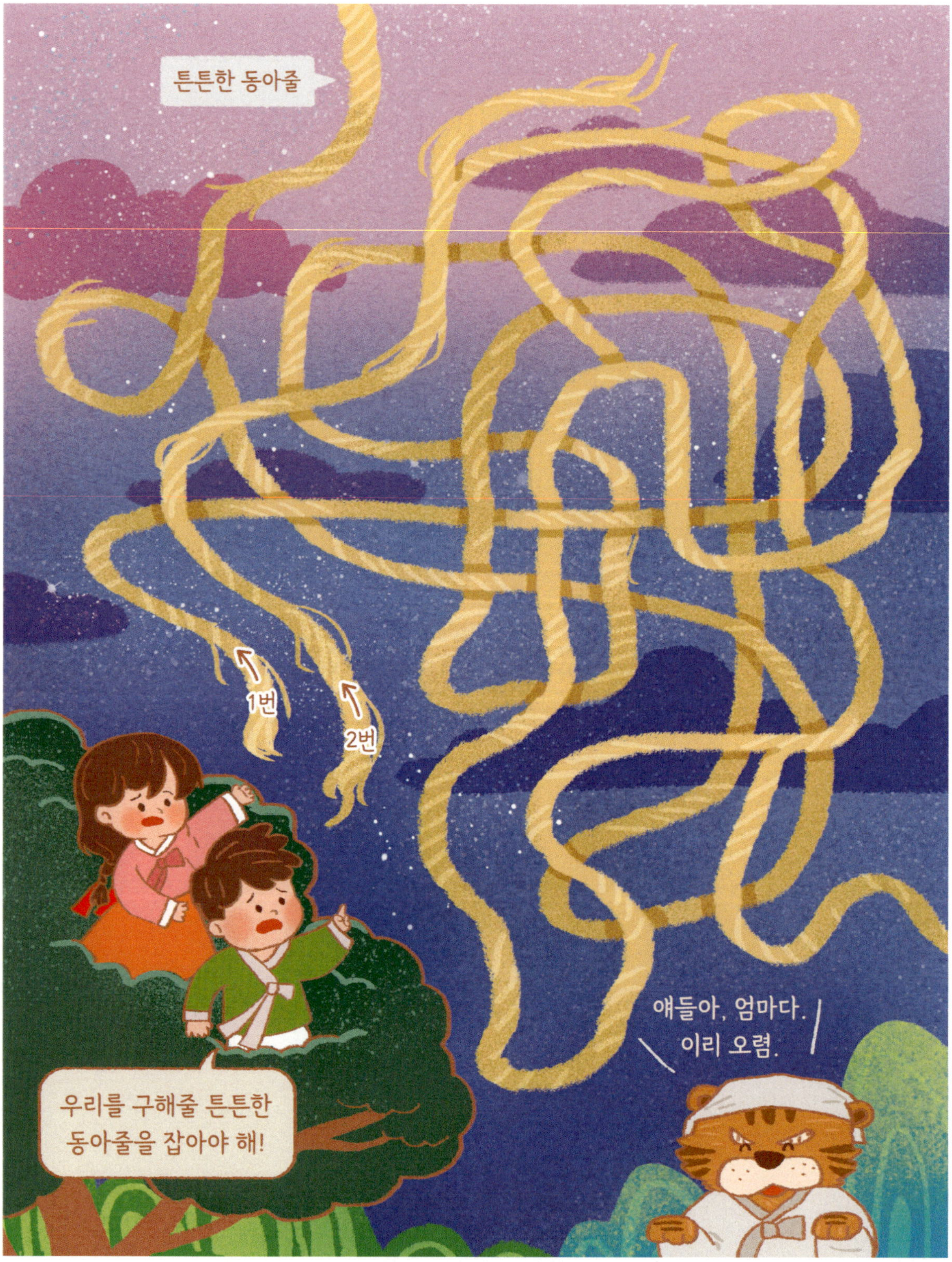

연관이 있는 사진

연관이 있는 사진끼리 선으로 연결해 보세요.

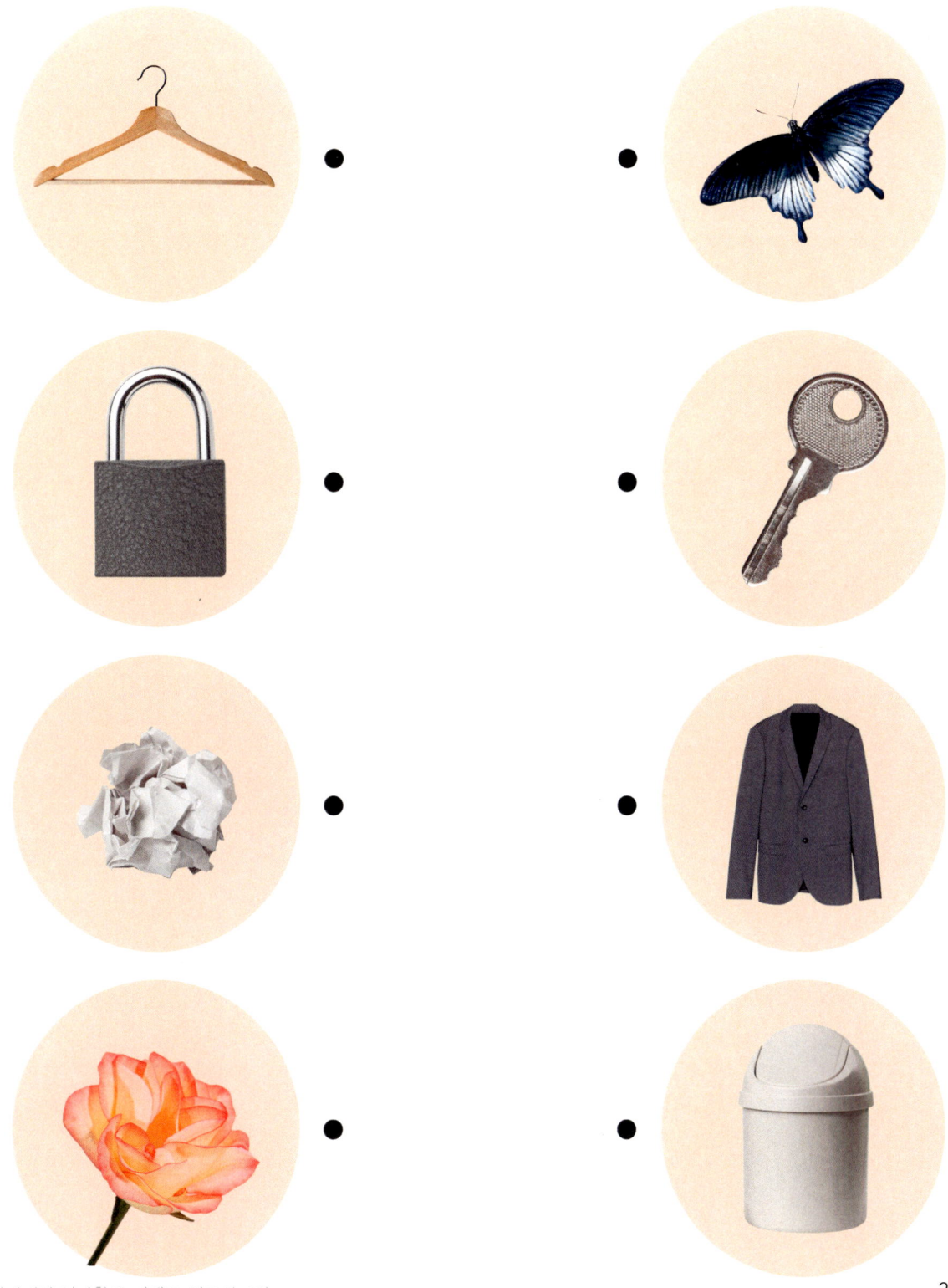

반쪽 그림 그리기

오른쪽에 대칭으로 그림을 완성한 후, 원하는 색으로 색칠해 보세요.

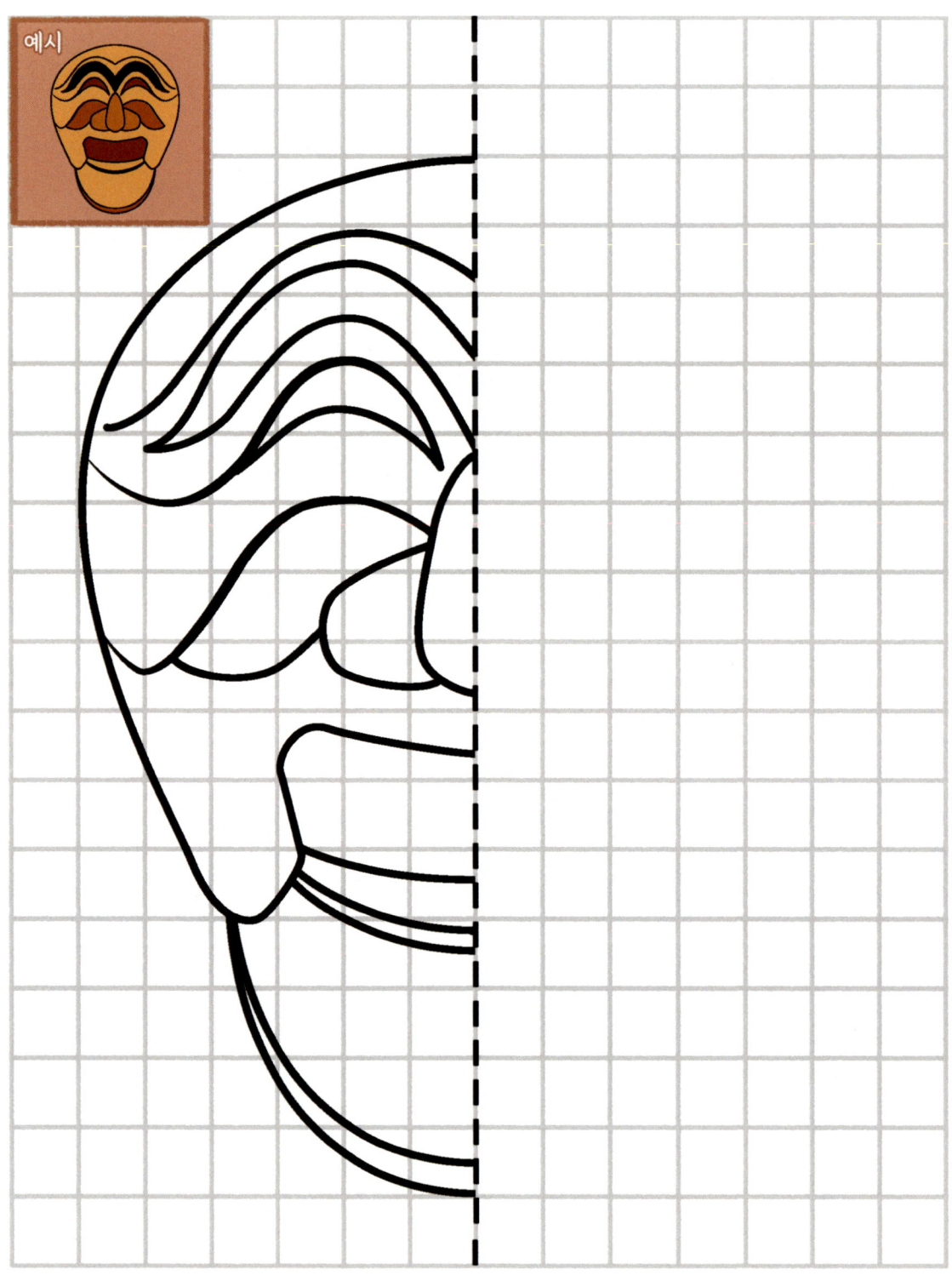

어제 일기

어제의 모습을 떠올리며, 어제의 일기를 적어봐요.

✿ 어제 날씨는 어땠나요?

✿ 어제 기분은 어땠나요? 나의 모습을 그려봐요.

😊 좋았어요.   😐 보통이었어요.   😔 우울했어요.

🙂 괜찮았어요.   😠 화났어요.   😢 슬펐어요.

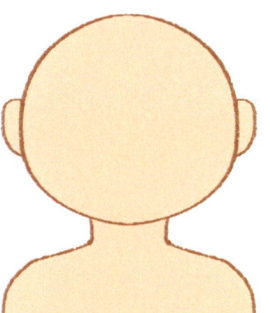

✿ 어제는 어떤 음식을 먹었나요?

아침: _____

점심: _____

저녁: _____

간식: _____

가장 맛있었던 음식: _____

✿ 어제 어떤 사람을 만났는지 적어보세요.

_____

✿ 어제 어떤 곳에 갔는지 적어보세요.

_____

✿ 어제 무슨 일을 했는지 적어보세요.

_____

_____

정답

p.1
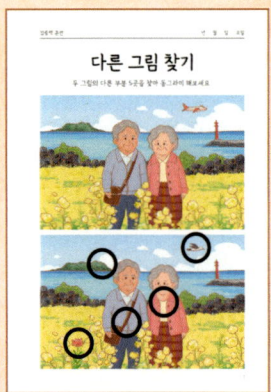

p.4
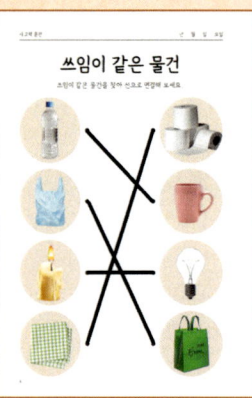

p.6
비행기
택시
버스
전동 킥보드
지하철
자전거
오토바이

p.8
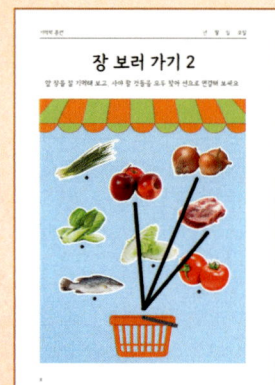

p.9
58,000원

22,000+30,000+3,000
+3,000=58,000

p.10
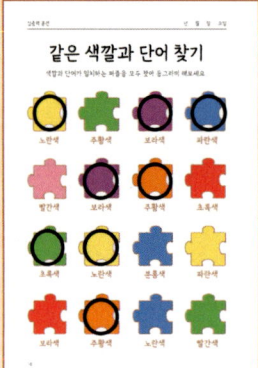

p.12
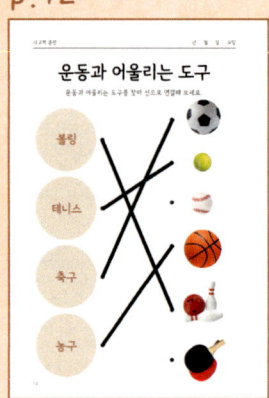

p.13
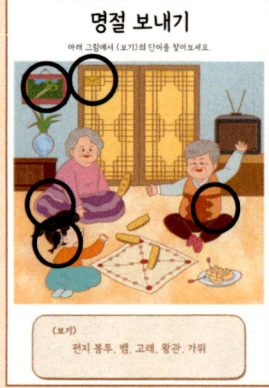

p.14
나무, 일기, 사랑, 기분, 과일, 동물, 사과, 반지…

p.15
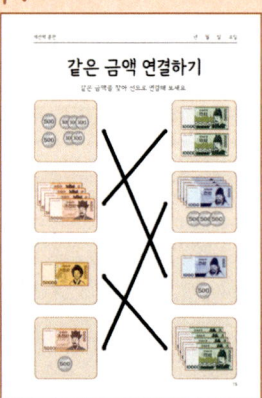

p.18
은행
1번 버스
행복 초등학교

p.19
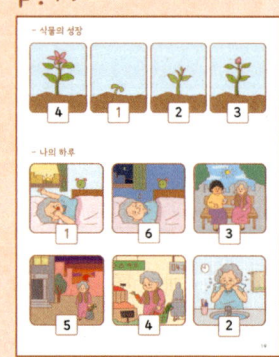

식물의 성장 : 4-1-2-3
나의 하루 : 1-6-3-5-4-2

p.20
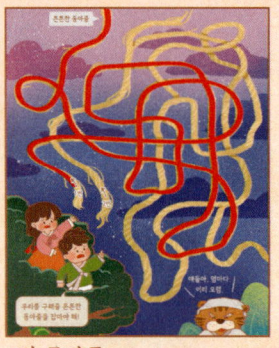

1번 동아줄

p.21
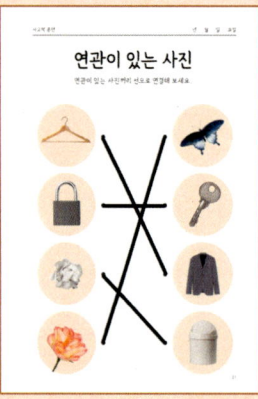

p.22
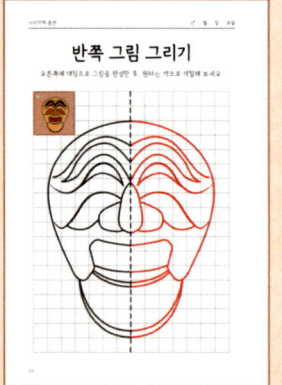

유아부터 성인까지, 시멘토 도서 시리즈로
창의력 팡팡! 두뇌개발 풀가동!

시멘토 시니어 틀린그림찾기 1~10편
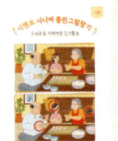 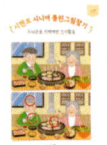 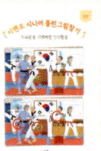

시멘토 시니어 미로 찾기 1~10편
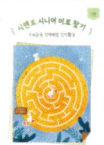 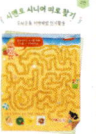 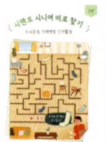

치매예방 인지활동 시멘토 워크북 1~20편
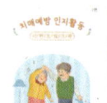 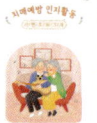 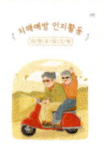

시멘토 시니어 컬러링북 1~20편
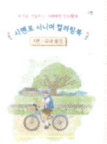 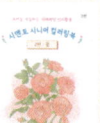 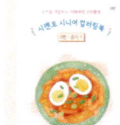

만화로 보는 시멘토 초등국어 속담 1~3편
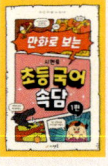 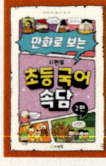 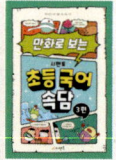

만화로 보는 시멘토 초등국어 고사성어·사자성어 1~3편
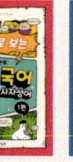 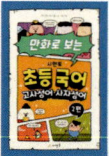 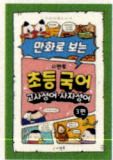

만화로 보는 시멘토 초등국어 어휘력 1~3편
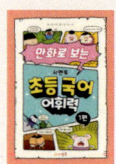 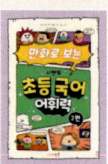 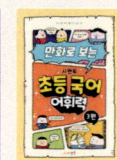

신나게 두뇌회전, 시멘토 종이접기 1~2편
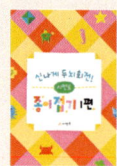 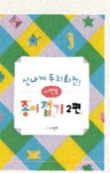

시멘토 똑똑하고 기발한 미로찾기 1~7편
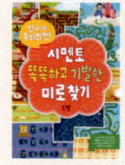 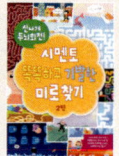 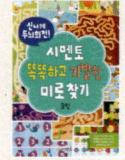

신나게 두뇌회전, 시멘토 숨은그림찾기 1~5편
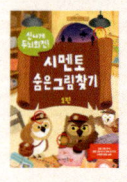 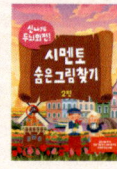 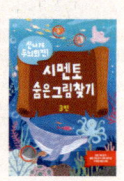

신나게 두뇌회전, 시멘토 틀린그림찾기 1~8편
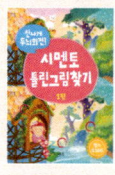 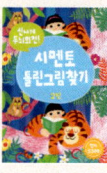 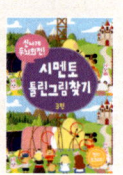

신나게 두뇌회전, 시멘토 미로찾기 1~7편
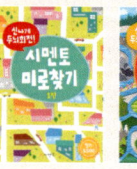 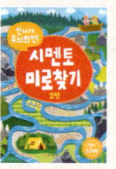 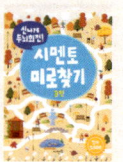

{ 시멘토의 도서 시리즈는 계속해서 출간 중! https://book.symentor.co.kr/ 홈페이지를 확인해 주세요. }

서명 치매예방 인지활동 시멘토 워크북 1편
구성 시멘토 교육연구소
발행처 시멘토 **발행인** 하태훈 **디자인** 시멘토 디자인연구소
본사 주소 서울시 구로구 고척로 228-11 | 서울시 구로구 중앙로13길 29
물류센터 주소 서울시 구로구 중앙로15길 29 지하 1층 B01호
이메일 helpdesk@symentor.co.kr **홈페이지** www.symentor.co.kr
구매문의 070-4246-5477 by@symentor.co.kr

ⓒ시멘토
ISBN 979-11-6408-113-4
본 도서의 콘텐츠는 저작권법에 의해 보호됩니다.
본 책에 실린 글과 그림의 무단 복제와 복사 행위를 금합니다.
잘못된 책은 구입하신 곳에서 바꾸어 드립니다.
printed in Korea

값 5,000원

1편

치매예방 인지활동

시/멘/토/워/크/북

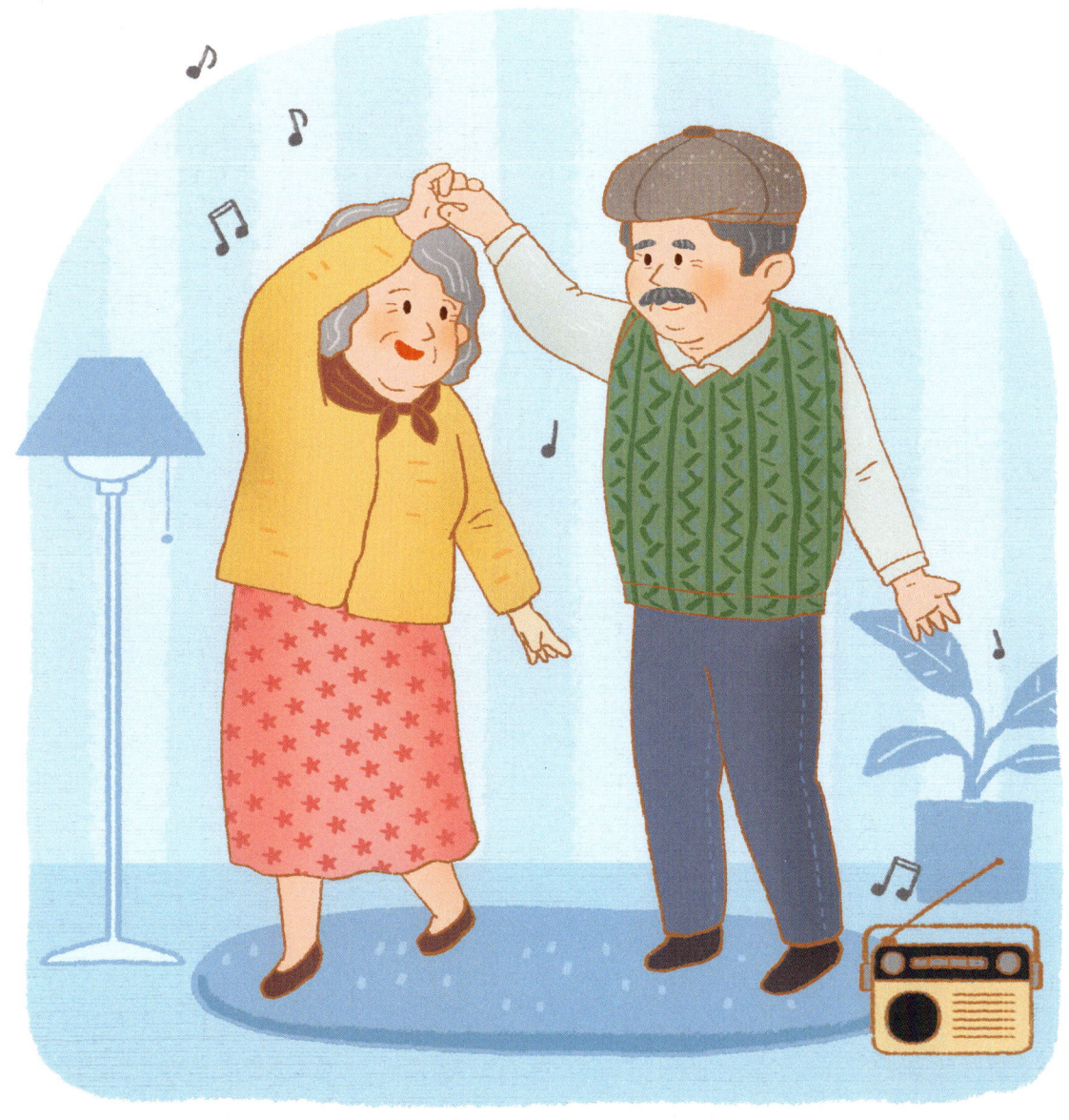

시멘토